Ama Fleud-Floyd

Allmän psyke relativitetsteori

***

Bok 6

***

Läran om psykologi

***

***

Läran om Mänsklighetens guldålder

***

***

Till Gud, mina föräldrar och världen

***

Till mina älskade föräldrar -

De visade mig mänsklighetens eviga mönster.

***

***

„Och den största av dem är kärlek"

***

***

***

***

Här börjar som den sista av alla vetenskaper psykevetenskapen.

***

***

Förord

***

***

Den sanna vetenskapen börjar med en definition av föremålet för dess studier. Pseudovetenskap ger en historia, mer eller mindre intressant, men ingen definition.

Det finns miljontals böcker och verk som behandlar psyket och dess störningar. Har du någonsin träffat en definition av psyket i någon av dem? En giltig definition över hela världen?

Resten är tystnad?

Bestäm när du har läst alla böckerna i detta arbete.

***

***

Definition

Psyken är en process av ett aktuellt symboliskt utbyte mellan ämnet för psyket och dess nuvarande miljö (subjektiv definition).

Psyken är en process av ett aktuellt symboliskt utbyte

mellan två psykiska ämnen (objektiv definition).

***

***

***

1.

I mitt arbete förklarar jag denna definition. Min definition av psyket definierar den som ett dynamiskt fenomen. Inte statisk som psyken förstås och beskrivs fram till nu.

2.

Med andra ord är alla statiska beskrivningar av psyken endast metaforer. Det betyder att i själva verket hela psykologispråket hittills, från och med Freuds verk och miljontals böcker från andra författare, bör ses som typ av poesi och inte, naturligtvis, som ett vetenskapligt skrivande! Det har dock förstås fram till nu bokstavligen! Och på ett sådant sätt vilseledde en falsk vetenskap civilisationen och miljontals lidande människor.

3.

Samtidigt är det absurt att ett så uppenbart för alla uttalanden låter som en stor upptäckt att psyken inte är ett observerbart objekt. När allt kommer omkring har ingen någonsin sett det! Så vi kan varken observera det eller beskriva det som ett objekt.

4

  Denna absurda är mer absurd än situationen före Copernicus angående den uppenbara gemensamma observationen att solen rörde sig på himlen. Alla kunde se det med egna ögon. Och fortfarande var

Copernicus den enda som ifrågasatte denna gemensamma iakttagelse.

5.

I själva verket var det Copernicus förklaring vad som var absurt! På ett sätt, i motsats till det observerbara faktumet, förkastades Copernicus förklaring på ett motiverat sätt av den vetenskapen på den tiden. Vetenskapen framför honom hade ett observerbart bevis på

vad som rörde sig och vad som inte gjorde. Ändå kunde det slutliga beviset bara få de av oss som kunde se jorden från det kosmiska utrymmet. Det betyder att observationen, som är en grund för all vetenskap, dock inte räcker för att vara avgörande.
Synpunkten för observationen är avgörande.

II

1.

Jordytan var en felaktig synvinkel för att avgöra om solen rörde sig runt jorden eller var det tvärtom. Men fram till XX-talet var det den enda tillgängliga synvinkeln, så till kosmiska resor var observationen att solen rör sig runt jorden helt motiverad.

2.

Med mitt arbete vill jag visa att det i fråga om psyket också är frågan om synvinkel.

3.

Hittills grundades psykologin på den statiska synen på psyket. Psyken beskrevs av Freud, grundaren av 1900-talets psykologi, som ett statiskt objekt. Det delades av honom på ett typiskt statiskt sätt i delar, som: "ego", "superego", "id", "consiousness", "undermedvetenhet". Det var en slags magisk värld med sina gåtfulla statiska strukturer, en värld av föremål som är helt konstiga för folks vardag. Och därmed nödvändigheten av en översättare som en psykoterapeut ska vara. Det antas av en klient att psykoterapeuten känner till psykeens gåtfulla värld och kommer att kunna beskriva den på ett språk som alla förstår.

4.

Detta tillvägagångssätt liknar mycket hur de andliga grupperna fungerar. Både vad gäller psykologi hittills och när det gäller andliga grupper finns det en grupp människor som "känner" den "heliga" kunskapen om respektive psyken och den andliga världen och det finns resten av de människor som känner till ingenting eller vet bara så mycket som de som "vet" kommer att berätta för dem.

Två världar: sakrum (världen där endast de som känner har tillgång till) och profanum (klienterna till de som vet).

5.

Vad är egentligen denna "heliga" kunskap om psykologi hittills?

Det är en uppfunnen och hela tiden nyupptäckt historia om sakrummet - en gåtfull värld av psyken, där ingenting är säkert, allt möjligt, och den viktigaste rollen spelas av dem som "vet" att berätta en klient om en historia om psyket.

III

1.

Den största av berättarna om psykologi hittills, som Freud, var de vars historier var de mest originella och ... konstiga. Varför konstigt? Eftersom "sakrummet" inte kan vara så banalt som "profanum", om de skulle vara tydligt åtskilda från varandra. Utan denna åtskillnad skulle det inte finnas något behov för dem som "vet". Detta förklarar varför "psykologi" hittills inte har kommit till nu att bli en vetenskap.

2.

Vetenskapen är en förstörare av sakrummet, eftersom vetenskapen upptäcker lagarna för att förstå världen. Och världen som regleras av lagarna är inte längre gåtfull. På detta sätt blir korsbenet profanum. Följaktligen är de som "vet" överflödiga. Att känna till naturens lagar och använda logiskt tänkande är tillräckligt för att fortsätta i profanumvärlden. Alla kan göra det.

3.

Det är därför de som "känner" till "psykologin" hittills är de sista som försöker etablera och popularisera alla lagar som styr psyken (om de råkar upptäcka dem). En dag, när psyket blir vetenskap, blir deras sista dag. De kommer dock att bekämpa innan något verkligt försök att få psykologin att bli vetenskapen.

4.

 När det gäller psyket accepterar alla från sin egen erfarenhet att det finns. Frågan är bara att ingen någonsin kunde se det med ögonen som ett observerbart objekt. Ändå accepterar alla dess metaforiska beskrivningar som om de var ett observerbart objekt. Varför?

5.

För till nu har människor inte haft något val! Samma som tills Copernicus. Det fanns inget alternativ. Människor tror på vad författare skriver. Du får händerna alternativet till beskrivningen av psyken hittills.

IV

1.

Så, vad kan vi säga om psyken? Vetenskapligt sett är det bara detta som kan observeras. Naturligtvis, som exemplet från Copernicus visar, är observationen i sig inte en garanti för att det vi ser är det vi ser. Men i fallet med psyken är det bara det motsatta av fallet med Copernicus. Eftersom observationen av hittills ser ingenting!

2.

Fram till kosmiska resor vetenskapligt förfarande baserat på iakttagelsen, som är villkoret sin qua non för den sanna vetenskapen, kunde inte acceptera beräkningarna av Copernicus. Även om de matematiskt sett såg de ut som korrekta och troliga. Med andra ord, Copernicus, 400 år innan observationen från det kosmiska rymdens synvinkel, gav matematiska argument att observationen från jordytans synvinkel var fel.

3.

Min roll i psykeutforskningens historia är motsatsen till den roll som Copernicus spelade i kosmosutforskningen.

4.

Copernicus med matematiska argument bevisade nämligen att beskrivningen av observationen av solrörelsen på himlen endast var en sken av det sanna. Och misstaget med den falska observationen bestod i en felaktig syn på observationen av solrörelsen.

5.

Jag försöker i sin tur med mina logik-, biologi-, fysik-, kemi- och evolutionära argument bevisa att beskrivningen av den psykiska kraften som baseras på ingen observation också bara är en sken av det sanna. En klädsel som är samma uppfunnen som den var före Copernicus.

V

1.

En sak hoppar dock för ögonen. Människor för 2000, 1000 och 400 år sedan verkade vara bättre tänkare än människor idag! Varför?

Dessa forntida människor, även om de är felaktiga i sin beskrivning av solrörelsen, är ursäkta av argumentet från observationen till deras fördel.

Människor från XX-talet tror i sin tur på en beskrivning av psyken baserat på argumentet om ingen observation ...

2.

Min roll i denna vändpunkt för psykeutforskningen är att stoppa eran med beskrivningar av psyken baserat på ingen observation. För att möjliggöra denna observation var jag tvungen att söka efter en möjlighet att observera psyken. Och den här möjligheten kunde hittas, men inte där miljontals människor inte har hittat den före mig. Det kunde inte hittas i verklighetens statiska dimension.

3.

Mitt kopernikanska genombrott var att flytta min syn på psykens observation från verklighetens statiska dimension till den dynamiska. Och denna handling gjorde hela skillnaden. Jag kunde äntligen observera och definiera vad psyket är. Definition av psyken i handen, jag kunde starta vetenskapen om psyken.

4.

Och vad som kan observeras är ett dynamiskt fenomen. Den dynamiska processen!

Denna dynamiska process kallar jag i min definition av psyket - det nuvarande symboliska utbytet! Det betyder att det inte är möjligt att prata om en persons psyk. Det existerar inte. Det som existerar är bara psyket som ett tillfälligt aktuellt symboliskt utbyte. Det betyder att en persons psyk är en sekvens av oändligt små tillfälliga symboliska utbyten, samma som ljuset är sekvensen av oändligt små fotoner av ljus.

Av denna anledning kan psyket som en process störas,

men naturligtvis inte vara sjuk (!) Och av denna anledning (inte den enda) är titeln på detta arbete:

„General Psyche Relativity Theory".

5.

(Naturligtvis kommer du fortfarande att finna uttryck som påminner om eran med de statiska psykebeskrivningarna (två poler, interpolärt utrymme, ...).

Jag kunde dock inte börja skriva om psyken med det språk som du inte förstår, min kära läsare, redan från de första sidorna. Av en mycket enkel anledning: ingen före mig skrev om psyken om ett dynamiskt fenomen, som ljuset eller tiden.

Du kanske undrar varför jag är den enda som behandlar psyken som ett fenomen och inte som ett objekt. Svaret är enkelt. För jag har aldrig sett psyken och jag har aldrig hört att någon har gjort det. Ändå finns det! Slutsatsen är en: det är ett dynamiskt fenomen.)

Lära

1.

I ett system där en lärare är en "specialist" för utbildning av barn och föräldrarna bara är de passiva klienterna förstår föräldrarna barnets situation på det sätt som det diagnostiseras av en lärare eller en skolpedagog. Detta betyder bara en, barnet anses av alla vara dumt. Det är bäst.

2.

En alltför nitisk lärare eller en sådan skolrådgivare eller en förälder kommer fortfarande att be om ett yttrande från en barnpsykolog och nu kommer barnet utan tvekan att diagnostiseras som ett skolproblem. Efter det tar det bara ett litet steg för ett barn, som en kamp i skolan eller något liknande, att skickas till den psykiatriska observationen. Och här kommer barnet att få en livstidsdom eftersom en psykiatrisk diagnos verkligen kommer att ställas.

3.

Och en sådan diagnos följer en person hela livet. Jag känner inte till ett fall där en patient kom till psykiatrin utan diagnos och lämnade den utan diagnos av den så kallade "psykiska sjukdomen", och i fallet med barn, av den psykiska utvecklingsstörningen.

4.

Och naturligtvis är denna störning säker nu! Miljontals sådana barn går igenom obligatorisk skolgång och genomgår otrolig mental tortyr.

Först är de förbjudna att fritt utveckla en hälsosam lekreflex, sedan utsätts de för "pedagogisk" mobbning eller kollegamobbning när lärare och psykologer betecknar dem som psykologiskt handikappade eller mindre intelligenta, och slutligen kommer de ganska ofta till helvetet barnens psykiatriska sjukhus.

5.

De flesta av dessa barn kommer att stanna i psykiatrin för alltid. De flyttar bara till vuxenpsykiatrin efter 18 års ålder.

De flesta av dem kommer aldrig att få ett yrke eller ha en familj.

De flesta av dem kommer att leva på en social pension.

Vissa, särskilt de som är berövade nära familjerelationer, eftersom de kommer att bryta förr än senare, kommer att vända sig mot den sociala patologins undervärld.

Detta är frukterna av det offentliga utbildningssystemet runt om i världen.

II

1.

Men det är inte allt. Även barn har anpassat sig till detta system eftersom de har tystnat sin lekimpuls, eftersom de har insett att för att överleva i detta ojämlika förhållande till vuxna måste de lära sig låtsas och ljuga. Så mycket som att inte irritera de vuxna - lärarna, lärarna, föräldrarna. Att inte provocera deras aggression ...

2.

Påminner det oss inte om något?

3.

Ja, många av de noggranna läsarna av detta arbete kunde ha lagt märke till att sådana ord, ord om unga individer som anpassade sitt beteende till allvarliga vuxnas svårigheter, att sådana ord rörde djurindividerna.

4.

Jaja. Jag skrev tidigare att den mänskliga arten skiljer sig från djurarten genom att den första uppnådde sin fördel över hela djurriket genom att utveckla en lekens kultur, den kultur som varade fritt under de första miljonåren av mänskligt liv på Jorden. Och att det var tack vare denna kultur att den mänskliga arten kunde komma in i existensens symboliska dimension och skapa sin civilisation av tankar och symboliska begrepp, otroligt i termer av universum. Det här är vad jag skrev för några sidor sedan. Hade jag fel?

5.

Jag önskar att det var ett misstag. Men det är inte så. Och läsaren gissar antagligen redan vad som har hänt mänskligheten under de senaste årtusenden av dess historia. Vad hände att den mänskliga arten inte har följt den väg som säkerställde denna fenomenala kosmiska framgång i form av symbolisk verklighet?

III

1.

Det kommer att bli en så fruktansvärd slutsats för

många människor att de kan betala med en nervös kris för det. Denna psykologidoktrin är emellertid inte skapad för att trösta hjärtan, men det är ett försök att opartiskt studera och beskriva den mänskliga psyken, så alla slutsatser måste dras.

2.

Det är inte riktigt ångest. Det är egentligen inte en högutvecklad hjärna. Det är faktiskt inte ens avsiktliga hjärnvågor. Allt detta skulle inte räcka för att skapa en unik symbolisk dimension i universums skala. En dimension som endast människor kan komma åt. Ingen annan.

3.

För att denna dimension ska uppstå, bortsett från ångest, bortsett från en högutvecklad hjärna, och bortsett från de målmedvetna hjärnvågorna, som ett körsbär på en tårta, en trivial bagatell - men absolut nödvändigt, var mannen tvungen att bli en art med en lekfull funktionsstrategi! Eftersom bara en sådan strategi gjorde det möjligt för mannen att inte bara utveckla talet utan vad som måste låta på ett särskilt starkt sätt i Psykologins lära, är en sådan lekfull strategi en underbar strategi mot ångest !!!

4.

Detta är det viktigaste i den roliga strategin! Att det visade sig vara det mest effektiva bland alla de som den primitiva människan testade, den mest effektiva mot energin i ångestpolen som trakasserade mannen, men också den mest fördelaktiga för att stabilisera psykens emotionella pol!

5.

Således gjorde redan de omänskliga aporna denna fenomenala upptäckt att de måste spela mycket mer än sina djurkusiner. Det senare, dessa psykologiskt unipolära varelser spelar bara när den emotionella polen utstrålar positiv energi, en glädje och en tillfredsställelse. När denna positiva energi saknas finns det inget roligt.

IV

1.

De bipolära förmänskliga aporna kan inte sluta spela bara för att de har förlorat glädjen och tillfredsställelsen som skulle ha motiverat dem. Varför? Eftersom de omänskliga aporna ständigt stimuleras utanför sömntiden av ångestens negativa energi! Och dessa apor märkte mycket snabbt, redan i sin linda, att ingenting distraherar uppmärksamheten från ångest som det roliga! Därför kommer de aldrig att få nog av det roliga. Det är deras kraftfulla lugnande medel.

2.

Det har alltid varit en tvist bland filosofer om vad som driver och driver mänskliga framsteg. Strävan efter självförbättring eller snarare att fly från smärtan?

3.

Läsaren kommer antagligen att gissa till vilken av

filosoferna jag tillhör när det gäller min syn på denna fråga. Som evolutionist försöker jag titta på världen, inklusive mannen, genom Naturens ögon. Och denna observation är min enda kunskapskälla.

4.

Mannen är ett inneboende element i naturen, i djurriket. Och i detta rike gör inget djur, ingen människa något som han inte behöver göra.

  Ändå frågan om nödvändighet? Ja, nödvändigheten är drivkraften bakom alla förändringar. Många av dessa förändringar är förändringar till det bättre. Så här görs ett framsteg och en utveckling.

  5.

De mänskliga primaterna sökte inte utvecklingsmöjligheter. Liksom alla apor, som alla djur, sökte de bara överlevnaden. Och strävar efter att öka chanserna att överleva, de upprepade de aktiviteter som ökade chanserna att överleva.

V

1.

Ångest var ursprungligen inte en fördelaktig mutation för att öka chansen att överleva. Helt motsatt !!! Rädslan som ångest minskade dramatiskt chansen att överleva de som drabbades av den.

2.

Kanske kommer vi aldrig att veta det, jorden bevittnade en period då dessa förmänskliga apor riskerade att utrotas. Ångest kunde nästan ha utplånat dem.

  Vem vet, om vårt liv, den underbara mänskliga civilisationens historia, vår stolthet över att vara skapelsens kungar, vår stolthet som placerar oss nästan på en gudomlig piedestal, är vi inte skyldiga en, fortfarande hårig, fortfarande använder händerna för att gå men redan en bipolär apa som i den här sista flocken av de rädda och hungriga mänskliga primaterna gömda från rovdjur på den högsta klippan plötsligt rörde svansen kokett, hakade sin sorgliga granne med den och började ha kul tillsammans?

3.

När de såg denna glädje följde andra henne. Och i någon galen amok av dömda började besättningen att leka, kvaka och hoppa. För lycka. Ingen var rädd. Tvärtom blev alla glada och orädda på en gång! Glädje och mod hjälpte dem ner på berget. Och det var inte ens så illa som de fruktade. Och förvånansvärt lurade inget rovdjur. Aporna hittade snabbt mat och återvände till den höga klippan för att vila där och från och med nu för att ha kul alltid och överallt.

4.

Inget djur glömmer en livräddande strategi. Och vad när känslan av fara, och detta är egentligen vad ångest är, inte avgår ens ett ögonblick? Det är uppenbart att de i en sådan situation blir oskiljaktiga: en känsla av fara och ett effektivt sätt att lugna ner, med två ord - ångest och roligt!

5.

Det är därför som den mänskliga arten har blivit som en annan art en lek. Eftersom det inte fanns något annat, mer effektivt sätt att hantera ångest. Åtminstone till en början! Det roliga blev en reflex!

VI

1.

Om så är fallet är grunden för den mänskliga civilisationen ångest och det roliga!

Men det var inte ångest som bidrog till explosionen av vår art, det var kul!

2.

Först och främst förde det roliga och spelet individer, inklusive manliga och kvinnliga så nära varandra att, som i inga andra djurarter, föll estrus och parningstider ut.

Varför para sig en gång om året när dessa omänskliga apor hade parning och kul varje dag? Det kan låta drastiskt eller kanske roligt men den här aspekten av den konstanta parningssäsongen kunde ha bidragit till den otroliga demografiska explosionen. Om vi kan säga det om de omänskliga aporna.

3.

Jag tror att axeln för mänsklig utveckling, både individuellt och sociologiskt, i många miljoner år var ett spel.

4.

Att ha kul hjälpte till att kommunicera, reproducera

och lära sig nya färdigheter. Det kan faktiskt ha underlättat organisationen av de första stamgrupperna och sedan de allt bättre samordnade större sociologiska systemen. Det är lättare för individer att "komma överens" med varandra när de har kul tillsammans, och därför glada och positiva gentemot varandra, jämfört med isolerade individer.

5.

Vissa människor som påstår sig vara återskaparna för den förhistoriska perioden av den mänskliga civilisationen försöker införa en helt annan bild av den mänskliga psykens utveckling. Nämligen att i förhistorien till vår art fanns det ännu mer grymhet bland dessa förmänskliga varelser än i den omgivande vilda världen av rovdjur.

VII

1.

Min psykologiska arkeologi bekräftar inte detta.
Lekinstinkt sedan födseln är ett vittne från de forntida tiderna och ett vittnesbörd om det faktum att den mänskliga arten redan vid sin gryning, redan på det prehuman-apa-stadiet, paradoxalt nog, för att överleva, var tvungen att vara en glad och underhållande genre till varje pris.

2.

 Det var så länge. I evolutionära termer nästan till nutiden. Först nyligen, för några tiotusentals år sedan, lämnade vår art plötsligt vägen för spelstrategin följt av mannen hela evolutionens historia. Vad var orsaken till detta?

3.

 Vad kan vara anledningen till att vi lämnade vägen som gav

oss en sådan fenomenal framgång i naturens värld?

   Svaret kommer att överraska vissa människor medan andra tycker att det är en logisk förklaring av det nuvarande mänskliga tillståndet.

4.

   Tja, för flera tiotusentals år sedan lämnade mannen den bästa och mest lämpliga vägen för en spelstrategi eftersom han redan hade nått utvecklingsnivån där han kände sig stark nog att ge sig själv en status högre än status som en glad att njuta av hittills. En enkel vardag och ett roligt räckte inte längre för honom.

5.

Det är svårt att vara helt säker på vad som kunde ha orsakat en sådan radikal förändring av självförståelsen. Det verkar dock som om en huvudstad, kanske till och med en avgörande roll i framväxten av denna katastrofala riktning på lång sikt, kunde ha spelats av ... skolan!

VIII

1.

Jaja. Det var där, i skolan, som mannen började slarvigt underskrida mänsklighetens rötter. Skolan gjorde slut på det fria spelet i barndomen och tonåren. Och vi vet redan med säkerhet att den mänskliga psyken bara kunde utvecklas så vackert på grund av leken och spelets reflex, som motsatt ångest.

2.

Skolinstitutionens utseende för flera dussin tusen år sedan, uppenbarligen inte i den form som är känd idag, men ändå främjar samma princip som idag, principen om att blockera ett barns fria lekfullhet, denna flaggskeppsinstitution för mänsklig civilisation börjar eraen av mänsklighetens mentala kris.

Epidemin av psykiska störningar som vi hanterar idag är efterdyningarna av denna händelse.

3.

Sedan tiotusentals år har mänskligheten inte bara

stagnerat i utvecklingen av psyket utan det blir alltmer märkbart att vårt mentala tillstånd gradvis minskar.

4.

Den moderna människans mentala svaghet, och jag menar inte bara mannen från 1900- och 21-talet eller bara mannen från den moderna eran, men i allmänhet menar jag den historiska människan, mannen sedan den mänskliga civilisationens ursprung, hans psykologiska svaghet, djupare och djupare svaghet, är källan till tragedin i hela denna civilisations historia.

5.

Denna historia kunde inte vara annan än tragisk, eftersom civilisationens grund var förnekandet av människans mest mänskliga natur som är den ångestdämpande reflexen.

Plötsligt har det roliga blivit en lyx reserverad för få. Tillgången till det blev måttet på livssucces långt innan pengar dök upp.

IX

1.

Frågan är varför den historiska mänskliga civilisationen från början försökte göra det roliga och spelet så svårt att komma åt. Varför göra det ur något så lättillgängligt under miljontals år av historien före civilisationen.

2.

Jag skriver "den mänskliga civilisationen" i allmänna termer och trots allt genom alla dessa tusentals år av dess historia är det ingen annan än specifika människor som har påverkat vad denna civilisation var.

Civilisationen som begrepp går in i historiens arena först när de första historiska figurerna dyker upp ur den namnlösa massan av förhistoriska figurer. Så länge människor var namnlösa, lika med varandra, fanns det ingen civilisation ännu.

3.

Således är civilisationen en form av tilldelningen av historien. Och detta anslag kunde bara göras av någon som tidigare hade beslagtagit landet, rikedomarna i landet och även andra människor!

4.

Och här kommer vi till svaret på frågan varför den långa eran av den roliga mannen har upphört och civilisationens man, den civiliserade mannen har kommit ...

5.

Den psykiska faktorn för strävan efter makt (faktor III) övervann i slutändan faktorn med gemytlighet, att vara tillsammans och ha kul (faktor II). Detta är djurfaktorer, som jag redan har beskrivit i andra verk. Samtidigt har det under miljontals år varit en faktor av gemytlighet och lekfullhet snarare än medvetenhetsfaktorn (faktor V) eller en social roll (faktor VI) som automatiskt skyddade oss från ångest.

X

1.

  Men en extremt sorglig sak hände för tiotusentals år sedan. Eftersom vi redan är vackert utrustade med det utmärkt utvecklade medvetandet valde vi inte det som är bra i djurens natur, dvs strävar efter att vara med andra genom det roliga och spelet, men vi valde det som är dystert i djurens natur, dvs. strävar efter makten .

2.

Efter miljontals år av den mänskliga psykens glansdagar, efter att vi hade levt nästan säkra från ångest, med hänsyn till djurets lekfullhet, valde de första ägarna av historien en annan väg för oss. Vägen till hat, aggression, maktkamp, kämpar för berömmelse och segrarnas odödliga ära.

3.

För dessa få paranoida idéer betalade hela mänskligheten och fortsätter att betala redan flera tiotusentals år för att gradvis förlora det som var bäst i oss, det goda som vi hade ärvt från förhistorisk tid. Nämligen godhet och kärlek.

Eftersom godhet och kärlek, inte erövringar, inte krig, inte handel, inte hat, inte makt betyder mänskligheten.

4.

Tja, men det finns fortfarande trots så många tusen år som har passerat något vagt minne av mänsklighetens guldålder, ett minne som ekar kan hittas i den antika mytologin för alla världens folk. Den förhistoriska eran där alla människor var bröder, när alla var glada och spelade varje dag, och det inte fanns någon egendom, och alla hjälpte varandra att bli lyckligare och göra roligare tillsammans.

5.

Ekon av denna myt flimrar fortfarande på banderoller och i klichéerna som försöker övertyga de sista naiva om att den moderna människan är adligare och mer värdefull än djur. Men sanningen om mannen i den mänskliga civilisationen är annorlunda.

  Och ändå är mänsklighetens guldålder inte en myt! Och ändå är det sant att det varade i hundratusentals, kanske miljoner år! Vi har just bevisat det.

***

***

***

Definition

Psyken är en process av ett aktuellt symboliskt utbyte mellan ämnet för psyket och dess nuvarande miljö (subjektiv definition).

Psyken är en process av ett aktuellt symboliskt utbyte

mellan två psykiska ämnen (objektiv definition).

***

***

***

Kom ihåg!

Exordium

Jag

1.

När jag tittar på livet för vilda djur är jag alltid förvånad över deras överlevnadskraft. Oavsett om det är i sibirisk frost eller i tropikerna, för att inte tala om tempererade zoner, är alla djur så perfekt harmoniserade med naturen att de nästan aldrig blir sjuka under hela sitt liv. De blir sjuka bara i ålderdomen, och det är vad ålderdomen hos djuren är.

2.

Under tiden är mannen som enda art bland däggdjur en extremt känslig art när det gäller hälsa och lider därför av någon sjukdom och ständigt under hela livet. Varför? Varför då? Vad är poängen med det?

3.

Det verkar som att vi måste söka svaret på denna fråga i själva ursprunget för den mänskliga arten. Jag har redan beskrivit dem ganska omfattande i mina verk hittills i samband med utvecklingen av mannens psyk. Och det visar sig att mannens tendens att bli sjuk är oväntat nära relaterad till frågan om den mänskliga psyken!

4.

Jag bevisade avhandlingen många gånger att naturen kände igen ångestmutationen som extremt farlig för djuren och därmed förmänskliga aporna.

Dessutom finns det bevis för att naturen ansåg att ångestmutationen var definitivt katastrofal. Den främsta anledningen var inte förstörelsen av psyken. Oväntat visade sig ångest vara farligare för kroppen som för psyken! För att uttrycka det kort är förstörelsen av organismen genom ångest just somatosen.

Eftersom frågan går så långt tillbaka som den primära psykosen kommer vi därför från och med nu att använda termen för den primära somatosen.

5.

Så vad är exakt fenomenet primär somatos?

II

1.

Ångest, att vara i fysisk mening en kontinuerlig spontan elektromagnetisk hjärnvågor, genom kontinuerlig stimulering av det centrala och autonoma nervsystemet påverkar hela kroppen genom att neurotransmittorer och endokrina ämnen släpps ut i blodet.

2.

En sådan konstant stimulering (förutom sömn) är oundvikligen extremt dyr när det gäller energi och det är vad naturen inte gillar på lång sikt. Energin är ovärderlig för naturen och det är därför evolutionens process också innebär att kämpa för fri tillgång till energikällorna och begränsa att förlora den.

3.

Dessutom stör en sådan konstant meningslös ångestimulering av hela organismen förloppet av fysiologiska processer i alla organ och system i organismen, särskilt immunsystemet.

4.

Därför behövde naturen inte aktivera någon ytterligare mekanism för att eliminera individer med ångestmutationen. De eliminerade sig själva genom ökad sjuklighet, genom den primära somatosen.

5.

Med andra ord är primär somatos en kontinuerlig

process, utlöst av ångest, processen att störa kroppens fysiologiska funktioner som leder till en minskning av organismens immunitet och följaktligen till en sjukdom.

III

1.

I motsats till de absurda teserna i vissa psykologiska kretsar har sjukdomen aldrig varit och kommer aldrig att bli ett "sätt att uttrycka och kommunicera". I psykisk mening är sjukdom ett helt meningslöst fenomen och att ge det några psykologiska betydelser är ett uttryck för ett totalt sagoskrift, så lätt praktiserat inom det hittills icke-vetenskapliga området så kallad psykologi.

2.

De mänskliga organiska sjukdomarna är den första konsekvensen av ångest. De är den fysiska konsekvensen av ångest och från början var de tänkta att eliminera ångestindividerna från evolutionens ras och den fortsatta livshistorien på jorden.

Och det fanns förutsättningar för att dessa individer faktiskt skulle försvinna till följd av sjukdomspesten som drabbade dem.

Mekanismen för primär somatos är en fälla utan utgång: ångest stör de fysiologiska processerna i hela organismen och som ett resultat minskar dess immunitet.

3.

Det är därför alla andra djur nästan aldrig lider av några sjukdomar som lever i extrema klimat- och väderförhållanden, ofta kalla, hungriga, överhettade, etc. ... De fysiologiska processerna i deras kroppar störs inte! Det är därför som varken regn eller kyla eller hunger är farliga för dem!

4.

Och mannen är så ömtålig, så ömtålig. Några minuter i regnet och mannen är sjuk. Någon nysar i närheten och mannen är sjuk ...

5.

Låt oss förresten avfärda myten om en hälsosam livsstil som är så populär bland de moderna människorna som ett sätt att rädda deras hälsa. Att undvika alla hot mot människors hälsa, såsom biologiska, kemiska och fysiska hot, skulle vara vettigt och effektivt, om inte för det faktum att mannen har en mekanism av primär somatos inbäddad i generna.

IV

1.

Det faktum att vi lever är inte resultatet av en hälsosam livsstil eftersom det inte har någon betydelse för somatosen.

Om så är fallet, varför lever vi och är faktiskt dömda att försvinna från början av vårt lopp?

Det finns bara en förklaring. Det finns ... ett mirakel bakom det!

Vilket mirakel?

Miraklet av primärpsykos.

2.

Den primära psykosen är en idé för en sådan avvikelse av ångestpsyken så att denna psyke kan komma ut ur ångestöverbelastningen, innan utvecklingen utvecklade medvetandet så starkt att medvetandet kunde övervinna ångest. Men före den primära psykosen uppträdde somatosfenomenet under utvecklingen som den första konsekvensen av ångest.

3.

Under tiden är somatos samma avvikelse i människokroppens funktion som psykosen i fallet med den mänskliga psyken är! I båda fallen har vi att göra med de-förverkligandet av processens funktionella känsla.

4.

 Och så, i fallet med primärpsykos, blir den psykologiska processen så overklig, dvs. avskild från verkligheten att psyken flyttar till en högre än verklig funktionsnivå, till en symbolisk nivå. På denna nivå berövas ångest den katastrofala skadligheten i dess fysiska dimension och i den symboliska dimensionen blir ångest en faktor som inspirerar till ett kreativt symboliskt liv.

5.

Vad sägs om somatos? Här ersätts den verkliga fysiologiska processen av en overklig, icke-fysiologisk process, dvs. en process som definieras av medicinen som en sjukdomsprocess. Vi kan därför med rätta se en analogi mellan den overkliga processen som kallas kroppsfunktionernas sjukdomsprocess och den overkliga processen som kallas psykos av psykfunktionerna.

Medan psykosen visar sig vara en extremt värdefull bedrift för den mänskliga arten, eftersom den öppnar en ny existensdimension - den symboliska dimensionen; frågan om somatos också är vettigt är extremt riskabelt.

Låt oss uttrycka det tydligt. Alla mänskliga sjukdomar är bara somatoser!

Och en sjukdomsprocess för varje sjukdom är inget annat än en fristående från den fysiologiska verklighetsfunktionen hos ett givet organ i kroppen. Och även i fallet med en exogen sjukdom är påverkan av en yttre faktor begränsad till att inducera derealisation av den fysiologiska processen och därför till samma sak som vi har att göra med en endogen sjukdom med. Så analogin mellan psyk och somatik är perfekt!

Förkortningar

AB ångestblockerare

AEA Ångest-Emotional Alertness

AEI-ångest-känslomässig intelligens

CP-cyklisk polysymbolicitet

CS Childishness Syndrome

EP Episodic Psychosis

ESE extern självkänsla

ESEx extern symbolisk utbyte

gP / S genetisk polysymbolicitet / schizofreni

iP / S inducerad polysymbolicitet / schizofreni

ISE Intern självkänsla

ISEx Intern symbolisk utbyte

LI Logic Intelligence

NPP Negativ primärpsykos (depression)

PSPM Parallel Symbolic Psyche Me

PRNL Program för återgång till normalt liv

PSEx parallell symbolisk utbyte

SBM Symbolic Brain Me

SE Självkänsla

SEx symbolisk utbyte

SP Simultan Polysymbolicity

SPM Symbolic Psyche Me

SSPM Sleep Symbolic Psyche Me

T1h typ 1 av mänskligheten (utan självdistans till den primära psykosen)

T2h mänsklighetens typ 2 (med självdistans till den primära psykosen)

T3h typ 3 av mänskligheten (intermidera typ mellan T1h och T2h)

www.ingramcontent.com/pod-product-compliance
Lightning Source LLC
Chambersburg PA
CBHW060849220526
45466CB00003B/1298